AF246629

EMPLOI EN MÉDECINE

DE

L'EAU OXYGÉNÉE

BI-OXYDE D'HYDROGÈNE,

PROPOSÉ

Par le Dr QUESNEVILLE.

(Voir page 14, § 16, le chapitre sur l'emploi en médecine.)

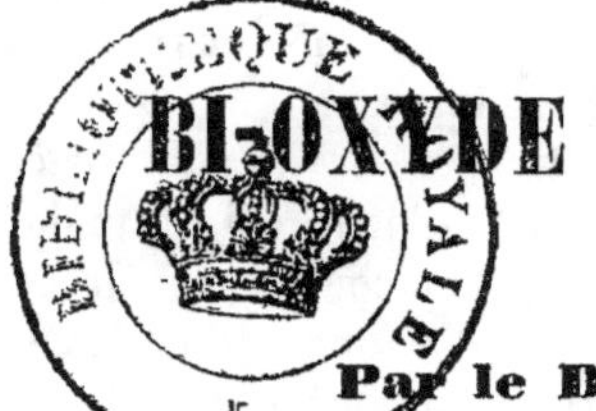

Nous croyons devoir donner ici un long extrait des mémoires que M. Thénard a publiés sur l'eau oxygénée, car les propriétés que possède ce nouveau corps sont si remarquables et si différentes de celles qui appartiennent aux autres corps, que l'on ne peut trop fixer l'attention des physiologistes sur les résultats qu'elles promettent à la médecine.

Propriétés physiques du bi-oxyde d'hydrogène pur non étendu d'eau.

1. Le bi-oxyde d'hydrogène est liquide et incolore comme l'eau. Il est sans odeur, ou en a une si faible qu'elle est insensible pour presque tout le monde. Mis en contact avec les papiers de tournesol et de curcuma, il en détruit peu à peu la couleur et les rend même blancs. Il attaque l'épiderme très promptement, quelquefois tout à coup, le blanchit et cause des picotements dont la durée varie en raison des individus et de l'épaisseur de la couche de liqueur : si cette couche était trop épaisse, ou si elle était renouvelée, la peau elle-même serait attaquée et détruite. Appliqué sur la langue, il la blanchit et la picote aussi, épaissit la salive et produit une sensation difficile à exprimer, mais qui se rapproche de celle de certaines dissolutions métalliques. Sa tension est très faible, bien plus faible que celle de l'eau : voilà pourquoi le bi-oxyde d'hydrogène, à la température ordinaire, se concentre dans le vide par l'intermède d'un corps absorbant, tel que l'acide sulfurique : telle est encore la raison pour laquelle l'évaporation, dans ce cas, se ralentit de plus en plus, de telle sorte qu'à la fin elle est extrêmement lente ; elle a toujours lieu cependant, car toute la liqueur finit par disparaître, et peut même disparaître sans production de gaz, ce qui prouve que le bi-oxyde d'hydrogène entre en vapeur sans éprouver de

1847

décomposition. Si l'on était curieux de constater cette dernière propriété, on y parviendrait en plaçant du bi-oxyde d'hydrogène dans une petite cornue tubulée, fermant la tubulure, adaptant le col de la cornue à un récipient que l'on entourerait de glace, et disposant l'appareil de manière à pouvoir y faire le vide à volonté : mieux vaudrait encore, et c'est ce qui a été fait, souffler un appareil à la lampe, afin de remplacer, autant que possible, les bouchons par des soudures.

On a essayé, mais vainement, de solidifier le bi-oxyde d'hydrogène. Exposé à un froid de 30° pendant trois quarts d'heure, il est toujours resté liquide : aussi, lorsqu'on a de l'eau qui ne contient que trente à quarante fois son volume d'oxygène, et qu'on la soumet à une température de 10° sous zéro, la partie qui reste liquide est-elle bien plus oxygénée que celle qui se congèle. Il est même probable que si celle-ci contient de l'oxygène, ce gaz appartient à une certaine quantité d'eau interposée. M. Thénard avait cru d'abord qu'il pourrait employer ce procédé pour concentrer l'eau oxygénée, surtout en ayant soin de briser la glace et de la comprimer fortement dans un linge : c'était une erreur; la glace même après la compression retient trop d'oxygène pour être abandonnée.

L'une des propriétés physiques du bi-oxyde d'hydrogène que l'auteur tenait le plus à bien connaître, c'était sa densité : comme il n'avait que peu de liqueur, il se servit pour cela d'une pipette dont la tige était marquée d'un trait et étranglée en ce point. Après avoir pesé cette pipette bien sèche et un petit vase bien sec lui-même, avec beaucoup de soin, il remplit la pipette de bi-oxyde jusqu'au trait; il mit ensuite la pipette dans le vase et fit une nouvelle pesée; puis il retira le bi-oxyde, lava les vases, les fit sécher, remplit la pipette d'eau jusqu'au trait déjà indiqué et pesa le tout de nouveau. Au moyen de ces données, il avait tout ce qu'il fallait pour connaître la densité du bi-oxyde d'hydrogène : il l'a trouvée de 1,452. Voici les nombres d'où il l'a conclue :

	$^{gr.}$
Poids des vases et du bi-oxyde d'hydrogène.	93,127
Poids des vases et de l'eau distillée	91,395
Poids des vases vides et secs.	87,562
Par conséquent, poids du bi-oxyde	5,565
Donc aussi, poids d'un même volume d'eau distillée.	3,833

Ce qui donne le résultat indiqué.

Une nouvelle expérience a donné le même nombre, à un demi-millième près.

L'on voit donc que le bi-oxyde d'hydrogène est bien plus dense que l'eau. Pour s'en convaincre, il n'est même pas nécessaire d'en prendre la pesanteur spécifique, il suffit de le verser dans l'eau : en effet, quoiqu'il y soit très soluble, il coule à travers comme une sorte de sirop.

Action de la plupart des corps sur le bi-oxyde d'hydrogène.

2. Parmi les différents corps, les uns sont sans action sur le bi-oxyde d'hydrogène ; d'autres le rendent plus stable ; d'autres le décomposent en s'appropriant une partie de son oxygène ; mais ce qui est bien digne de remarque, c'est qu'il en est un assez grand nombre qui opèrent la décomposition du bi-oxyde, à la température ordinaire, sans s'unir ni à l'eau ni au gaz oxygène qui en résulte : quelquefois même cette décomposition se fait en donnant lieu à une sorte de détonation, tant le dérangement du gaz est subit, et alors la température, loin de s'abaisser, comme on aurait pu le croire, puisque l'oxygène passe de l'état liquide à l'état gazeux, s'élève au point qu'il y a production de lumière, c'est-à-dire, au moins de 550 à 600°. Quelquefois aussi le corps, tout en décomposant le bi-oxyde, se décompose lui-même : tel est, par exemple, l'oxyde d'argent : à peine est-il en contact avec le bi-oxyde même très étendu d'eau, qu'il en dégage tout l'oxygène, et qu'il se réduit. Mais n'anticipons point sur l'exposé des phénomènes ; suivons-les avec ordre, et quand nous les aurons décrits, nous verrons s'il est possible d'en assigner la cause.

Action des fluides impondérables.

3. La chaleur décompose promptement le bi-oxyde d'hydrogène ; mais la décomposition devient d'autant moins facile qu'elle est plus avancée. L'eau, à mesure qu'elle se trouve mise en liberté, se combine sans doute avec la portion de bi-oxyde non décomposé, et le rend plus stable. L'on en jugera par les expériences suivantes.

Que l'on mette du bi-oxyde d'hydrogène dans un petit tube de verre ; qu'on l'expose, en plongeant le tube dans l'eau, à une chaleur progressive de 10 à 100°, et l'on verra que la décomposition sera très sensible à 20° ; elle se ferait avec un bouillonnement des plus considérables si le bi-oxyde était soumis de suite à 100° ; l'épreuve serait dangereuse à tenter dans un vase à col étroit et sur un demi-gramme de liquide. Néanmoins, en jetant celui-ci sur une plaque incandescente, il ne détone pas.

Que l'on répète cette expérience, après avoir étendu d'eau le bi-oxyde, de manière que la liqueur ne contienne que sept à huit fois son volume d'oxygène, le dégagement du gaz ne sera pas sensible, même à 50° ; il le deviendra bientôt après, augmentera de plus en plus, et ne tardera point à diminuer et à cesser : dès lors la liqueur ne sera plus oxygénée, et ne produira plus, par conséquent, d'effervescence avec le bi-oxyde de manganèse.

Exposé à la lumière diffuse, le bi-oxyde d'hydrogène se comporte, toutes circonstances égales d'ailleurs, de même que dans l'obscurité. Dans les deux cas, il laisse dégager quelques petites bulles de temps à autre, et finit, au bout de quelques mois, à la température ordinaire, par être désoxygéné en grande partie. Cette désoxygénation, qui dépend probablement de plusieurs causes, nous semble être produite surtout par quelques parcelles de matières que retient le bi-oxyde. Pour le conserver autant que possible, il faut l'entourer de glace.

Traversé par la lumière directe, le bi-oxyde n'éprouve d'altération qu'au bout de quelque temps.

Quand on soumet le bi-oxyde à l'action de la pile, comme l'on y soumet l'eau ordinairement, il en résulte des effets analogues à ceux que l'on observe avec ce dernier liquide : seulement le dégagement du gaz oxygène est beaucoup plus considérable. Nous devons observer toutefois que les gaz n'ont point été examinés.

Action des métaux à la température ordinaire.

4. Les métaux tendent, en général, à décomposer le bi-oxyde d'hydrogène, et à le ramener à l'état de protoxyde ou d'eau. Nous n'en connaissons que quatre qui ne possèdent point d'une manière sensible cette propriété : le fer, l'étain, l'antimoine et le tellure. Les plus oxygénables s'oxydent et produisent en même temps un dégagement d'oxygène. Les autres, au contraire, conservent leur état métallique ; de sorte que tout l'oxygène avec lequel l'eau se combine pour devenir bi-oxyde, est mis en liberté.

Une ténuité extrême dans la matière métallique est une condition indispensable pour une prompte décomposition. Tel métal qui, en poudre très fine, dégagera rapidement l'oxygène du bi-oxyde, n'en opérera que très lentement le dégagement s'il est en poudre grossière, et à plus forte raison en masse.

Les mêmes phénomènes auraient lieu quand bien même le bi-oxyde serait étendu d'eau : seulement ils seraient moins prononcés et dureraient plus longtemps.

Action du bi-oxyde sur les sulfures métalliques à la température ordinaire.

5. La plupart des sulfures métalliques que j'ai essayés ont une action très marquée sur le bi-oxyde d'hydrogène : assez souvent même cette action est violente et accompagnée de beaucoup de chaleur lorsque la liqueur est concentrée. D'ailleurs, qu'elle soit étendue d'eau ou concentrée, il en résulte presque toujours un sulfate et un dégagement plus ou moins sensible d'oxygène. C'est ce qui a lieu avec les sulfures

de cuivre, d'antimoine, de plomb, de fer : à peine le contact existe-t-il,
que leur transformation en sulfate s'opère avec effervescence.

Les sulfures d'arsenic et de molybdène agissent avec plus de violence
encore que les précédents sur la liqueur pure, puisqu'il y a tout à la
fois production de chaleur et de lumière; mais il ne se forme pas de
sulfate; l'arsenic s'acidifie, et le soufre reste presque intact.

Ceux de bismuth, d'étain, n'ont qu'une action très faible, même sur
le bi-oxyde d'hydrogène le plus concentré possible. Celui d'argent et
celui de mercure (cinabre) n'en ont aucune.

Action des oxydes métalliques sur le bi-oxyde d'hydrogène, à la température ordinaire.

6. Les oxydes métalliques tendent en général à ramener le bi-oxyde
d'hydrogène à l'état de protoxyde ou d'eau. Quelques uns produisent
cet effet en s'oxydant davantage; d'autres sans s'altérer, et en déga-
geant sous forme de gaz toute la quantité d'oxygène que l'eau absorbe
pour passer à l'état de bi-oxyde; d'autres enfin, tout en rendant gazeux
cette quantité d'oxygène, se réduisent eux-mêmes; très peu sont sans
action.

La force décomposante des oxydes varie beaucoup. Plusieurs chassent
l'oxygène si subitement de la liqueur, qu'il en résulte une sorte d'ex-
plosion, et alors il y a production d'une grande chaleur et même de lumière. Il en est au contraire dont l'action est lente, qui n'occasionnent
qu'une légère effervescence et jamais de chaleur sensible.

Oxydes qui peuvent absorber l'oxygène du bi-oxyde, et le ramener à l'état de protoxyde ou d'eau.

7. Ces oxydes sont la baryte, la strontiane, la chaux, l'oxyde de
zinc, le protoxyde et le bi-oxyde de cuivre, l'oxyde de nickel, les pro-
toxydes de manganèse, de fer, d'étain, de cobalt (l'acide arsénieux),
et probablement plusieurs autres : encore est-il nécessaire que l'oxyde
métallique soit en gelée ou en dissolution : autrement l'oxygène se dé-
gagerait, ou resterait en combinaison. Il est évident d'ailleurs qu'à
mesure que le nouvel oxyde se produira, il sera possible qu'il chasse
une portion d'oxygène de la liqueur, de sorte qu'alors l'action deviendra
complexe.

Oxydes qui dégagent l'oxygène du bi-oxyde d'hydrogène sans se suroxyder et sans se désoxyder.

8. Il existe un assez grand nombre d'oxydes qui possèdent cette
propriété : nous en parlerons, autant que possible, dans l'ordre de leur
plus grande action décomposante.

Ces oxydes sont le bi-oxyde de manganèse, le sesqui-oxyde de cobalt, le massicot, le minium, l'oxyde de fer, les oxydes de nickel, de cuivre, de bismuth, la potasse, la soude, la magnésie, l'hydrate de baryte, de strontiane, de chaux, enfin, l'oxyde de lithium, l'oxyde de zinc, et l'oxyde de cerium.

Oxydes qui dégagent l'oxygène du bi-oxyde d'hydrogène en laissant dégager le tout ou en partie.

9. Ces oxydes sont ceux d'argent, de mercure, le minium et le bi-oxyde de plomb, les oxydes d'or, de platine, et probablement d'iridium, de palladium et de rhodium.

De l'action des acides sur le bi-oxyde d'hydrogène.

10. Si les métaux et les oxydes métalliques tendent, en général, à dégager l'oxygène du bi-oxyde d'hydrogène, il n'en est pas de même des acides : ceux-ci tendent, au contraire, à lui donner plus de stabilité ; quelques uns seulement ne peuvent produire cet effet, parce qu'ils sont trop faibles, ou parce qu'ils changent de nature en absorbant l'oxygène du bi-oxyde.

1° Que l'on prenne de l'eau oxygénée contenant, par exemple, six fois son volume d'oxygène ; qu'on la chauffe au point d'en dégager beaucoup de gaz, et qu'on y ajoute un peu d'un acide, tel que l'acide phosphorique, fluorhydrique, sulfurique, chlorhydrique, arsénique, oxalique, etc., ou tout autre acide fort qu'elle ne serait point capable d'altérer, et à l'instant même le dégagement de gaz cessera : il cesserait également, quand bien même l'on prendrait le soin d'élever d'avance l'acide à la même température que la liqueur : la saturation de l'acide le fera reparaître tout de suite.

2° Que l'on mette dans deux fioles de l'eau oxygénée qui contiendra deux ou trois fois son volume d'oxygène ; que l'on verse dans l'une d'elles un peu d'acide phosphorique, ou d'acide oxalique, ou d'acide fluorhydrique, etc., et qu'ensuite on les fasse chauffer toutes deux, et l'on verra qu'aussitôt que la température sera portée à 100°, tout l'oxygène du bi-oxyde d'hydrogène sera dégagé, tandis que, au bout d'une demi-heure d'ébullition, l'autre sera encore très oxygénée, ou du moins capable de produire une forte effervescence avec l'oxyde d'argent.

3° Lorsque l'on met de l'or très divisé (provenant de la décomposition du chlorure d'or par le sulfate de fer) dans une eau oxygénée contenant dix, vingt, trente fois ou plus son volume d'oxygène, il en résulte une très vive effervescence ; mais, en ajoutant une goutte d'acide sulfurique très étendu, l'effervescence s'arrête à l'instant même ; elle se reproduit tout de suite en saturant l'acide par la potasse pour disparaître et se reproduire encore par l'addition successive des mêmes agents. L'action de l'acide est telle enfin que, pour peu que le bi-oxyde d'hydrogène très concentré en contienne, il peut être mis impunément en contact avec l'or le plus divisé, et cependant ce métal agit avec violence sur le bi-oxyde saturé.

4° Plusieurs autres corps produisent, dans leur contact avec le bi-oxyde d'hydrogène, des phénomènes analogues aux précédents : seulement, pour prévenir ou arrêter l'effervescence, il faut une plus grande quantité d'acide. Tels sont le platine, le palladium, le rhodium, et l'on pourrait y joindre tous les métaux dont l'action sur le bi-oxyde d'hydrogène n'est pas très grande. Aussi, lorsqu'on ajoute une petite quantité d'alcali au bi-oxyde d'hydrogène concentré, qui contient toujours un peu d'acide, devient-il capable d'agir violemment sur des métaux qui, sans cela, ne l'auraient décomposé que lentement : et qu'on ne croie pas que la décomposition rapide soit un effet direct de l'alcali ; car, en mêlant à la même quantité de bi-oxyde la même quantité d'alcali, l'effervescence ne sera que faible.

5° Pour obtenir le bi-oxyde d'hydrogène le plus concentré, il faut y ajouter quelques gouttes d'acide sulfurique très étendu : en effet, lorsque la liqueur donne près de 250 fois son volume de gaz oxygène, elle commence à laisser dégager des bulles qui font monter le baromètre de l'éprouvette : vainement on essaierait d'en porter la concentration plus loin. Mais, en l'acidifiant seulement de telle manière qu'elle fasse virer le papier de tournesol au violet rougeâtre, elle continue de se concentrer sans éprouver d'altération.

Ces différentes expériences prouvent, ce me semble, ce que nous avons avancé, savoir : que les acides rendent, en général, le bi-oxyde plus stable. Cependant les deux dernières sont moins démonstratives que les autres, parce qu'on peut en expliquer les résultats autrement : 1° Ne peut-on pas supposer que l'acide n'agit dans la concentration du bi-oxyde qu'en neutralisant l'action répulsive de quelques matières que celui-ci retient toujours ? 2° Ne peut-on point admettre aussi que si l'acide ne s'opposait à la décomposition du bi-oxyde par l'or, qu'en rendant la composition de cet oxyde plus stable, il devrait produire plus facilement cet effet sur les métaux dont l'action décomposante est bien moindre ? Or, c'est ce qui n'est pas. Quelle différence, par exemple, n'y a-t-il pas entre l'action de l'or et celle du bismuth sur le bi-oxyde saturé et concentré ? Le premier agit avec violence, et le second ne produit qu'une faible effervescence : pourtant la quantité d'acide qui rendra le premier sans action n'arrêtera pas celle du second.

Puisque les acides donnent plus de stabilité à l'eau oxygénée, c'est sans doute en se combinant avec le bi-oxyde d'hydrogène : du moins, dans l'état actuel de la chimie, la composition de ce bi-oxyde rend toute autre hypothèse invraisemblable. À la vérité, cette opinion n'est pas celle que l'auteur avait adoptée d'abord : il avait pensé que l'oxygène se combinait avec les acides, et qu'il en résultait un grand nombre de nouveaux acides oxygénés. Les expériences sur lesquelles il se fondait paraissaient démonstratives : il ne sera pas inutile de les rapporter.

Il venait de découvrir qu'en traitant le bi-oxyde de barium par l'acide chlorhydrique, et qu'en précipitant la dissolution par une quantité convenable d'acide sulfurique, on obtenait une liqueur qui était formée d'eau, d'acide chlorhydrique et de tout l'oxygène nécessaire pour suroxyder la baryte. Or, en saturant l'acide par l'oxyde d'argent, tout l'oxygène se dégageait à l'instant ; tandis qu'en employant un sel d'argent au lieu d'oxyde d'argent, il ne se dégageait pas la plus petite bulle de gaz. Ne devait-on pas en conclure que si l'oxygène ne se dégageait pas dans le cas où l'on employait le sel d'argent, c'était en raison de l'acide de ce sel ? Bien plus : la conséquence était forcée alors. Mais aussitôt que l'auteur eut découvert que l'oxygène pouvait s'unir à l'eau sans l'intermède des acides ; que certains corps, l'oxyde d'argent surtout, possédaient la propriété de dégager l'oxygène de l'eau oxygénée, et que les sels d'argent, tels que le sulfate, le phosphate, etc., n'avaient aucune action sur elle, il comprit et il reconnut bientôt que ce qui lui avait paru être des acides oxygénés n'était que l'eau oxygénée et acidifiée.

Après avoir nommé les principaux acides qui rendent le bi-oxyde d'hydrogène plus stable, occupons-nous de ceux qui ne sauraient lui donner de stabilité, soit parce qu'ils sont trop faibles, soit parce qu'ils en absorbent l'oxygène. Nous citerons, parmi les premiers, l'acide carbonique et l'acide borique ; et parmi les seconds, l'acide sulfureux, l'acide iodhydrique, et l'acide sulfhydrique ou l'hydrogène sulfuré.

A peine l'acide sulfureux est-il en contact avec le bi-oxyde d'hydrogène, même étendu de beaucoup d'eau, que son odeur disparaît, et qu'il passe à l'état d'acide sulfurique. Peut-être qu'en rendant l'acide prédominant, l'on obtiendrait le nouvel acide que MM. Gay-Lussac et Welter ont découvert, l'acide hypo-sulfurique.

Le bi-oxyde d'hydrogène concentré ou étendu décompose tout de suite l'acide iodhydrique, et de là résultent de l'eau et un précipité d'iode.

Ce bi-oxyde décompose aussi l'acide sulfhydrique, mais peu à peu. Ayant versé dans de l'eau contenant onze fois son volume d'oxygène une dissolution d'acide sulfhydrique, la réaction n'a commencé à se manifester qu'au bout d'un quart d'heure ; alors la liqueur est devenue laiteuse ; le lendemain, il y avait un petit dépôt de soufre, et l'odeur de l'acide sulfhydrique n'était plus sensible ; il s'était formé de l'acide sulfurique, mais si peu, quoiqu'il y eût excès d'eau oxygénée, que celle-ci ne se troublait point pour ainsi dire par l'azotate de baryte.

L'acide chlorhydrique, soit à froid, soit à chaud, n'est point décomposé par l'eau oxygénée : par conséquent, un mélange d'eau oxygénée et de cet acide ne donne point de chlore ; lorsqu'on le chauffe, on n'en retire d'autre gaz que de l'oxygène. Il n'est qu'un seul moyen d'opérer la décomposition de l'acide chlorhydrique par l'eau oxygénée : c'est de verser de l'acide sulfurique concentré en assez grande quantité dans un mélange de bi-oxyde d'hydrogène et d'acide chlorhydrique saturé de bi-oxyde de barium. La forte chaleur produite instantanément, et peut-être aussi la présence de l'acide sulfurique, déterminent un dégagement de chlore très sensible. Il semble que le même effet devrait être produit, quand bien même on n'ajouterait pas de bi-oxyde de barium ; mais comme l'essai n'a pas été fait, on ne peut rien assurer à cet égard. L'autre, au contraire, a été répétée souvent dans la préparation du bi-oxyde d'hydrogène.

Action des sels sur le bi-oxyde d'hydrogène concentré, et sur le bi-oxyde contenant onze fois son volume d'oxygène.

11. Les sels neutres se rapprochent plutôt des oxydes que des acides par leur manière d'être avec le bi-oxyde d'hydrogène. En effet, aucun n'ajoute à sa stabilité ; un assez grand nombre en dégage l'oxygène, mais lentement ; quelques uns seulement absorbent celui-ci ; l'action des autres est insensible. Tous peuvent être éprouvés comme les oxydes eux-mêmes dans de petits tubes de verre fermés par un bout.

Action des matières végétales sur le bi-oxyde d'hydrogène.

12. Les matières végétales qui ont été mises en contact avec le bi-oxyde d'hydrogène sont les suivantes : les acides oxalique, acétique, tartrique, citrique, l'oxalate neutre et l'oxalate acide de potasse, l'acétate de potasse, le sucre candi, l'amidon, la gomme arabique, la fibre ligneuse, la mannite, l'huile d'olive, la sandaraque, le camphre, l'alcool, le tournesol, l'indigo.

Parmi ces matières, il n'en est aucune qui fasse effervescence avec le bi-oxyde d'hydrogène concentré ou étendu d'eau, et qui en dégage l'oxygène, si ce n'est le tournesol, en raison de l'alcali qu'il contient.

Les acides oxalique, acétique, tartrique, citrique, loin d'en dégager ce gaz, le rendent plus stable : c'est ce qui a été démontré pour les acides en général ; mais il faut ajouter ici que, quand l'acide est de nature végétale, il arrive quelquefois qu'en faisant bouillir la liqueur, au lieu d'oxygène pur, on obtient un mélange d'oxygène et d'acide carbonique, d'où il est probable qu'il se forme en même temps de l'eau : voilà ce que nous offre surtout l'acide tartrique. L'acide oxalique, au contraire, ne produit pas sensiblement de gaz carbonique, du moins dans le cas où la liqueur ne contient que six à sept fois son volume d'oxygène.

L'oxalate de potasse, l'acétate de potasse, le sucre, la gomme, l'amidon, la fibre ligneuse, la mannite, l'huile d'olive, la sandaraque, le camphre, l'alcool, l'indigo, paraissent être d'abord sans action sur le bi-oxyde même très concentré ; car ils n'y produisent pas d'effervescence, et plusieurs jours après la liqueur se trouve encore très oxygénée : cependant, du sucre et de l'amidon ayant été mis en contact avec le bi-oxyde très concentré, dans des tubes fermés par un bout et surmontés à l'autre d'un très petit tube recourbé, propre à recueillir les gaz, on a vu qu'au bout de plusieurs jours il se dégageait un mélange de gaz oxygéné et de gaz carbonique, et que ce dégagement, très faible à la vérité, se soutenait pendant très longtemps. Le sucre s'est dissous tout de suite ; quant à l'amidon, il s'est mis d'abord en gelée, et ne s'est dissous que deux jours après. Ces deux substances, dans cette réaction, sont évidemment décomposées. Il eût été bien curieux de connaître les propriétés de celles qui restent en dissolution dans la liqueur ; mais pour le savoir, l'expérience a été faite sur trop peu de matière. Probablement que la plupart des substances végétales offriraient des phénomènes analogues.

Le tournesol en pain produit, avec le bi-oxyde concentré, une effervescence très sensible, due sans doute à l'alcali que contient cette matière ; la liqueur se colore en rouge au bout de quelques heures, et la couleur se trouve détruite au bout d'un jour.

Rien de semblable n'arrive avec le bi-oxyde étendu.

Action des matières animales sur le bi-oxyde d'hydrogène.

13. Nous venons de voir que les matières végétales, du moins celles qui ont été essayées, ne faisaient aucune effervescence avec le bi-oxyde d'hydrogène ; il en est de même de presque toutes les matières animales isolées : la fibrine est peut-être la seule qui fasse exception ; mais il en est tout autrement des organes ou des tissus organiques des animaux ; tous opèrent la décomposition du bi-oxyde à la manière de la plupart des métaux et des oxydes métalliques, *sans rien céder de leurs principes, sans absorber la plus petite quantité d'oxygène ; sans éprouver par conséquent la moindre altération apparente, quand le bi-oxyde n'est pas très concentré.* Ainsi, pendant la réaction, point d'azote dégagé, point d'eau ni de gaz carbonique formés ; l'oxygène de la liqueur est mis successivement en liberté. Rien de plus facile d'ailleurs à constater que ces importants résultats, qui ne sauraient trop fixer l'attention des chimistes et des physiologistes.

Que l'on prenne de l'eau oxygénée contenant, par exemple, huit volumes d'oxygène, et dont on aura fait l'analyse par le procédé décrit; que l'on répète l'expérience analytique sur la même quantité d'eau, et qu'au lieu d'introduire du bi-oxyde de manganèse dans le tube renversé, plein de l'eau oxygénée et de mercure, l'on y fasse passer un peu de fibrine en longs filaments récemment extraits du sang, l'on remarquera que la fibrine se couvrira de bulles à l'instant; ces bulles se succéderont rapidement; le niveau du mercure baissera à vue d'œil, et bientôt l'effervescence cessera. Mesurant alors le gaz, l'on en trouvera autant que dans l'expérience faite avec l'oxyde de manganèse, et ce gaz sera de l'oxygène pur. Les tissus des reins, des poumons, de la rate, du foie, etc., pourraient être substitués à la fibrine ; mais puisque la fibrine, les tissus du poumon, de la rate, des reins, etc., ont, comme le platine, l'or, l'argent, etc., la propriété de dégager l'oxygène de l'eau oxygénée, il est très probable que ces effets sont dus à une même force. Serait-il déraisonnable de penser, d'après cela, que c'est par une force analogue qu'ont lieu toutes les sécrétions animales et végétales? Je ne l'imagine pas : l'on concevrait ainsi comment un organe, sans rien absorber, sans rien céder, peut constamment agir sur un liquide et le transformer en des produits nouveaux.

Quantité de bi-oxyde d'hydrogène qui peut être décomposé par les corps capables de mettre l'oxygène de ce bi-oxyde en liberté.

14. Le platine, l'or, l'argent, le palladium, le rhodium, l'iridium, l'osmium, possèdent la propriété de décomposer une quantité infinie de bi-oxyde d'hydrogène : du moins, ayant pris successivement un décigramme de ces métaux, et les ayant mis en contact plusieurs fois de suite, chacun avec deux décigrammes de bi-oxyde concentré, on a vu qu'ils ne perdaient rien de leur force décomposante; l'épreuve, pour plusieurs, a été répétée jusqu'à vingt-cinq fois : et c'est toujours avec un égal succès.

Les oxydes de manganèse, de cobalt, de plomb et le charbon paraissent doués de la même propriété.

Il n'a point été fait d'expériences semblables, ni sur le plomb, ni sur le bismuth, ni sur aucun autre corps avec le bi-oxyde concentré; mais il en a été fait sur tous ceux qui précèdent, et sur un grand nombre d'autres avec le bi-oxyde étendu d'eau. Nous allons rapporter d'abord, d'une manière générale, tous les résultats qui ont été obtenus; nous citerons ensuite quelques exemples.

Le platine, l'or, l'argent, les oxydes de manganèse, de cobalt, de plomb, ont paru avoir, sur le bi-oxyde étendu d'eau, lorsqu'il n'était point acide, la même durée d'action que sur le bi-oxyde concentré :

en effet, sur quelques décigrammes de ces métaux ou oxydes métalliques, on a versé plusieurs grammes de bi-oxyde d'hydrogène; on a renouvelé la liqueur plus de trente fois; la décomposition a toujours été complète, et la force décomposante n'était point altérée.

Il n'en a point été de même avec le bismuth, le cuivre, le nickel, le cobalt, les oxydes secs de bismuth, de zinc, de nickel, le bi-oxyde de cuivre desséché, l'hydrate de sesqui-oxyde de fer, etc., etc., etc. L'action décomposante, quelle qu'en fût la cause, perdait évidemment de sa force peu à peu, si bien qu'au bout de quelques jours il y avait à peine dégagement de quelques bulles de gaz; et cependant les corps étaient intacts ou tels qu'on les avait employés d'abord.

Les matières animales ont donné lieu à des observations analogues. Plusieurs de ces matières, telles que la fibrine extraite récemment du sang, les tissus du poumon, du foie, des reins, etc., ont dégagé pendant bien longtemps, et presque toujours avec la même force, l'oxygène de l'eau oxygénée; mais d'autres, telles que les ongles, le fibro-cartilage des côtes, et même les tendons, la peau, ont bientôt cessé d'agir presque entièrement, sans qu'il fût possible d'apercevoir d'altération sensible.

L'affaiblissement de l'action n'est point dû à ce que le bi-oxyde devient de plus en plus rare à mesure qu'il se dégage du gaz oxygène; cette cause n'est tout au plus qu'accessoire; car, lorsqu'une matière n'agit plus, ou agit à peine sur une eau encore oxygénée, l'on n'a qu'à mettre celle-ci en contact avec une nouvelle quantité de cette même matière pour rendre l'effervescence très sensible. Il faut donc conclure de là, ou que la matière par elle-même perd insensiblement la force d'agir, ou qu'elle ne la perd que parce qu'elle se combine avec certains corps que retient toujours la liqueur, par exemple, avec un peu de silice.

De la cause à laquelle peut être due la décomposition du bi-oxyde d'hydrogène par les métaux, etc.

15. Après avoir exposé tous les phénomènes que présente l'eau oxygénée ou le bi-oxyde d'hydrogène dans son contact avec la plupart des corps, il faudrait en rechercher la cause : malheureusement nous ne pouvons former jusqu'à présent que des conjectures à cet égard.

Puisque le platine, l'or, l'argent, l'oxyde de manganèse, etc., n'éprouvent aucune altération en décomposant le bi-oxyde d'hydrogène; qu'ils ne s'approprient aucun de ses éléments; que le bi-oxyde abandonne tout de suite la moitié de son oxygène et qu'il est ramené à l'état d'eau, l'action est toute différente de ce qu'elle paraît être dans la production de phénomènes chimiques. En effet, lorsqu'un corps en décompose un autre, c'est en se substituant à l'un des principes de celui-ci, c'est en donnant lieu à un nouveau composé ; mais ici rien de semblable. Le corps décomposant ne prend la place d'aucun des corps qu'il rend libres ; il ne s'engage dans aucune combinaison nouvelle ; il agit, en quelque sorte, comme par répulsion. De semblables résultats ne peuvent s'expliquer par l'affinité, du moins telle qu'on la conçoit ordinairement ; ils ne peuvent être produits que par une cause physique. Or, on ne peut les attribuer ni au calorique, ni à la lumière, ni, selon toute apparence, au fluide magnétique : l'on est donc conduit à les attribuer au fluide électrique.

Il était nécessaire, d'après cela, de rechercher si, au moment de la décomposition du bi-oxyde d'hydrogène, il n'y avait pas une certaine quantité de ce fluide, positif ou négatif, qui devenait libre ; c'est ce qui a été fait avec beaucoup de soin en employant l'électromètre à feuilles d'or, surmonté d'un condensateur : une seule fois les feuilles se sont écartées d'une manière sensible ; mais comme, en répétant l'expérience à plusieurs reprises, les mêmes signes ne se sont point manifestés, on les a attribués à une cause étrangère. L'on a cherché aussi à savoir si le bi-oxyde d'hydrogène éprouverait quelque altération en le mettant en communication avec l'un des pôles d'une pile composée de trois cent cinquante paires, et l'on a vu qu'il s'y conservait parfaitement intact, ou plutôt que la faible effervescence que l'on observait n'était due qu'à l'action de la plaque sur laquelle il était-placé. Enfin on l'a soumis au courant de la pile : il en est résulté des effets analogues à ceux que l'on observe avec l'eau, si ce n'est que le dégagement du gaz oxygène était beaucoup plus considérable.

En reconnaissant l'électricité pour cause primitive, il est possible de concevoir son action de plusieurs manières : l'une d'elles consisterait à supposer que, dans le bi-oxyde d'hydrogène, l'eau ou l'hydrogène serait électrisé positivement, l'oxygène négativement. La combinaison n'aurait lieu que sous cette influence électrique. Lorsqu'on mettrait certains corps en contact avec le bi-oxyde d'hydrogène, ces corps réuniraient les deux fluides ; et de là, de l'eau, de l'oxygène et de la chaleur. Celle-ci proviendrait de la combinaison subite du fluide positif avec le fluide négatif, et serait quelquefois assez grande pour réduire quelques oxydes, tels que ceux d'argent, de mercure, d'or, etc.

Quelle que soit, au reste, la cause des phénomènes que nous avons rapportés et sa manière d'agir, n'est-il pas très probable que c'est la même qui en produit beaucoup d'autres ? Par exemple, ne peut-on pas lui attribuer la détonation de l'ammoniure d'argent, du chlorure et de l'iodure d'azote ? ne joue-t-elle pas un rôle dans celle de toutes les poudres fulminantes ? ne serait-ce pas elle qui donnerait au gaz ammoniac la propriété d'être décomposé plus ou moins facilement par les métaux? n'aurait-elle pas une grande influence sur la transformation de l'amidon en sucre par une quantité infiniment petite de diastase, et sur celle du sucre en alcool et en acide carbonique par quelques centièmes de ferment dans l'acte de la fermentation? Ce qu'il y a de certain du moins, c'est qu'elle ouvre aux chimistes une carrière nouvelle, destinée peut-être à s'agrandir considérablement. Il faut faire de nouvelles recherches pour la dévoiler plus qu'elle ne l'est encore, et en même temps pour trouver un procédé à l'aide duquel on puisse se procurer plus commodément le bi-oxyde d'hydrogène.

Emploi en médecine de l'eau oxygénée.

16. Nous venons de décrire, d'après M. Thénard, les propriétés chimiques de l'eau oxygénée, il nous reste maintenant à dire quelle est son action dans l'économie animale et dans quels cas on pourra l'employer.

Vierge jusqu'à ce jour en thérapeutique, l'eau oxygénée est appelée, selon nous, à rendre de grands services ; et s'il ne nous est pas permis de relater des cas de guérison trop peu nombreux encore pour être concluants, nous pouvons néanmoins dire dès à présent ce que l'on doit espérer de son emploi.

En effet, par la manière si remarquable dont les tissus organiques opèrent la décomposition du bi-oxyde d'hydrogène, *sans rien céder de leurs principes, sans absorber les plus petites quantités d'oxygène, sans éprouver, par conséquent, la moindre altération*, on va pouvoir imprégner d'oxygène, *à l'état naissant*, condition si précieuse et si rare à obtenir, certaines sécrétions animales viciées dans leur nature et donnant naissance, sans aucun doute, à ces désorganisations pathologiques dont on ne peut expliquer ni la cause, ni l'origine.

D'où naissent les constitutions scrofuleuses, les *prédispositions à la phthisie, au cancer?* De sécrétions mal faites, sans aucun doute, et dont il faudrait changer la nature. Or, l'eau oxygénée nous paraît appelée à résoudre ce problème, et ici, puisque nous sommes en pleine chimie, citons un exemple à l'appui de nos espérances.

Personne n'ignore qu'un liquide fermentescible peut rester à l'infini sans fermenter, tant qu'une bulle de gaz oxygène ou d'air n'est pas arrivée jusqu'à lui, et qu'une fermentation rapide a lieu aussitôt que la présence de l'oxygène a pour ainsi dire donné la vie qui manquait à ce liquide.

Serait-il déraisonnable de penser que quelque action pareille pourra de même arriver dans les cas pathologiques que nous avons signalés plus haut ; qu'une bulle d'oxygène, agissant ici comme dans l'acte de la fermentation, ranimera aussi la vie dans ces liquides animaux dont une cause mal expliquée jusqu'ici arrête le travail vital? Et si telle est, comme nous le supposons, l'action que l'eau oxygénée peut avoir, signaler cette propriété n'est-ce pas indiquer de suite au médecin les cas où il pourra employer le bi-oxyde d'hydrogène?

A voir comment la fibrine sépare l'oxygène surabondant d'avec l'eau qui s'y trouvait combinée, on doit conjecturer que cet oxygène, encore vierge de toute combinaison, doit corroborer la partie acide du suc gastrique, et par là rendre plus prompte et plus entière la digestion des substances azotées, telles que la fibrine et le gluten, de même que l'assimilation de l'albumine ou sa transformation en gélatine et en mucus.

L'eau oxygénée est donc appelée, selon nous, à rendre de grands services à la thérapeutique ; et, alors qu'on essaie en médecine tant de substances insignifiantes et sans propriété aucune, qu'il n'est même pas jusqu'au caoutchouc qui ne trouve contre la phthisie des médecins pour l'expérimenter, et des journalistes pour en conseiller l'emploi et en décrire toutes les merveilles, nous ne comprendrions pas que le même avantage ne fût pas accordé à l'eau oxygénée ; et pourtant c'est ce qu'on doit attendre de tous ces hommes enthousiastes parfois jusqu'à l'imprudence, et froids ou réservés jusqu'à l'indifférence, toujours coupable en médecine Aussi quand un tribunal scientifique est ainsi composé, est-on en droit de faire appel au bon sens de tous et non aux lumières de quelques privilégiés.

Emploi de l'eau oxygénée à l'intérieur.

L'eau oxygénée que nous préparons contient par bouteille d'eau un volume d'oxygène à l'état de gaz, plus 1 gramme d'oxygène à l'état de bi-oxyde d'hydrogène chimiquement combiné à l'eau, et le prix de chaque bouteille est de 2 fr. 50 c. On peut en prendre sans inconvénient une bouteille par jour, et cela sans s'astreindre à aucun régime. Il nous serait facile de charger l'eau de 4, 6, 10 grammes et plus, mais nous pensons que le degré de concentration que nous avons adopté doit suffire, car ce n'est pas par sa masse que l'oxygène doit agir ici, mais par la réaction que sa présence peut déterminer. Du reste, nous avouons être ici un peu dans le vague, et c'est la pratique seule qui pourra éclairer le médecin sur le meilleur emploi de l'eau oxygénée.

Docteur QUESNEVILLE.
Pharmacien, rue Jacob, 30, à Paris.

REVUE
SCIENTIFIQUE ET INDUSTRIELLE,

OU TRAVAUX

**DES SAVANTS ET DES MANUFACTURIERS DE LA FRANCE,
DE L'ALLEMAGNE ET DE L'ANGLETERRE,**

JOURNAL

SPÉCIALEMENT CONSACRÉ

**à la Physique, à la Chimie, à la Médecine, à l'Industrie
et aux intérêts de la Pharmacie,**

PAR LE Dr QUESNEVILLE,

Chimiste-manufacturier, successeur de N.-L. Vauquelin, de l'Institut,

ET AVEC LA COLLABORATION DES SAVANTS ÉTRANGERS SUIVANTS :

A Londres, Wheatstone, Irwine; *à Edimbourg*, Forbes; *à Dublin*, Maccullach;
à Bruxelles, Quételet, Jobard; *à Louvain*, Crahay; *à La Haye et à Delft*,
Lobatto; *à Utrecht*, Van-Rees; *à Bonn*, Radicke, V. Feilitzch; *à Francfort*,
Neef, Boetger; *à Giessen*, Liebig, H. Kopp; *à Gœttingue*, Listing, Gauss;
à Berlin, Betz, Mahlman, Magnus, Dove, Poggendorff, Riess, Jacobi, Mit-
scherlich, Rose; *à Leipsick*, Margraff, Weber, Fechner; *à Dresde*, OErsted,
Franck; *à Prague*, Creil, Doppler; *à Vienne*, Waidele, Haidinger, Von
Ettingshausen, Littrow, Schrœder; *à Munich*, Steinheil, Martius; *à Augs-
bourg*, Dingler; *à Stuttgard*, Fehling; *à Tubingue*, Nœremberg; *a Saint-
Pétersbourg*, Leniz, Jacobi; *a Florence*, Amici; *à Turin*, Avogrado; *à Pise*,
Matteucci; *à Philadelphie*, le docteur Hare, Gœtz; *à Rome*, Tortoloni,
de Vico; *à Naples*, Melloni; *à Stockholm*, Berzélius; *à Genève*, Delarive.

Les travaux insérés dans la REVUE se composent ordinairement : 1o de
MÉMOIRES originaux sur la physique, la chimie, la pharmacie et l'industrie;
— 2o d'une REVUE complète de tous les travaux sur la chimie parus en France
ou à l'étranger; — 3o d'une REVUE de médecine, chirurgie et thérapeutique;
— 4o de VARIÉTÉS scientifiques, nouvelles des sciences et des Académies; —
5o de FORMULES et RECETTES sur les sciences, les arts, l'économie rurale et
domestique. Cette dernière publication est surtout très utile aux industriels,
en ce qu'elle leur dévoile une foule de petits secrets et tours de mains de
fabrique.

CONDITIONS D'ABONNEMENT A LA REVUE SCIENTIFIQUE.

Le journal paraît tous les mois. Le prix de l'abonnement pour
Paris est de 20 fr., 25 fr. pour les départements. On ne peut s'abonner
que pour une année à partir du 1er janvier de chaque année, chez
Louis COLAS, libraire, rue Dauphine, 32, à Paris.

Prix de la collection complète formant 33 volumes in-8, 170 fr.
(Collection épuisée.)

PARIS. — IMPRIMERIE DE L. MARTINET, RUE JACOB, 30

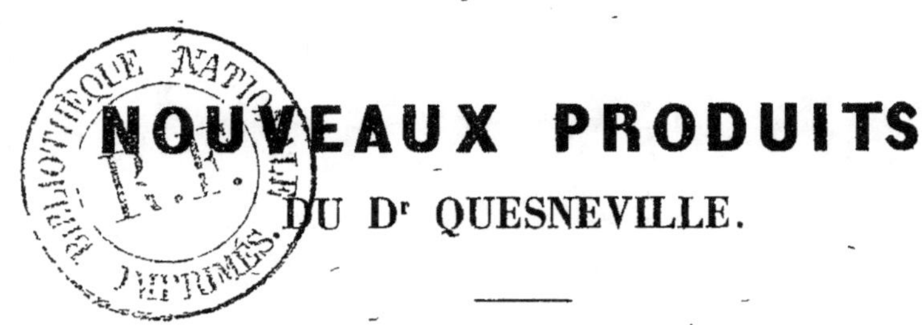

NOUVEAUX PRODUITS
DU Dr QUESNEVILLE.

VINAIGRE DE SANTÉ. Antipestilentiel contre les épidémies, ce vinaigre s'emploie comme antiméphitique, et, comme tel, on en imprègne les vêtements, et on en jette dans les appartements ; on peut même s'en servir dans l'eau pour la toilette. Son action préservatrice est si grande qu'il a été considéré comme le meilleur antipestilentiel. Prix du flacon. . . . . 1 fr. 25 c.

VINAIGRE D'ORIENT aux mille parfums, pour la toilette. Ce vinaigre s'emploie depuis quelque temps en concurrence avec l'eau de Cologne. D'un parfum suave et très agréable, il peut remplacer avec avantage toutes les teintures balsamiques, comme teintures de Benjoin, pour lait virginal, etc. Prix du flacon. . 1 fr. 75 c.

VINAIGRE GLACIAL. C'est le vinaigre radical par excellence, tel qu'on devrait l'employer dans les flacons à sel. Ce vinaigre est d'une force si pénétrante, qu'il a été surnommé *glacial*, pour le distinguer de tous les vinaigres connus jusqu'à ce jour. Prix du flacon . . . . 2 fr.

EAU DITE DE BOTOT. De tous les dentifrices, c'est celui-ci qui a été le plus imité, le plus souvent contrefait, et qu'on n'a jamais pu surpasser. Notre eau de Botot a été reconnue, par des étrangers de distinction, supérieure à tous les dentifrices préparés sous ce nom. Prix du flacon. . . . . 1 fr. 75 c.

EAU DE COLOGNE nouvelle à la Verveine. Employée dans les boudoirs des plus jolies femmes, avouée par nos élégants les plus difficiles, cette eau nouvelle à la Verveine est adoptée aujourd'hui par la classe la plus distinguée de Paris. L'eau de Cologne nouvelle est le parfum le plus suave et le plus délicieux que nous puissions offrir. Prix du flacon . . . . 1 fr. 75 c.

S'adresser pour la vente en gros et les expéditions, à la fabrique de produits chimiques, 9, rue Hautefeuille, à Paris.

Pour la vente au détail, place Vendôme, 9, à Paris, chez M. FROMONT.

Paris. — Imprimerie de L. MARTINET, rue Mignon, 2.